| 婴幼儿喂养家长必读 |

母乳喂养家庭手册

你身边的母乳喂养咨询师

中国疾病预防控制中心妇幼保健中心　组织编写

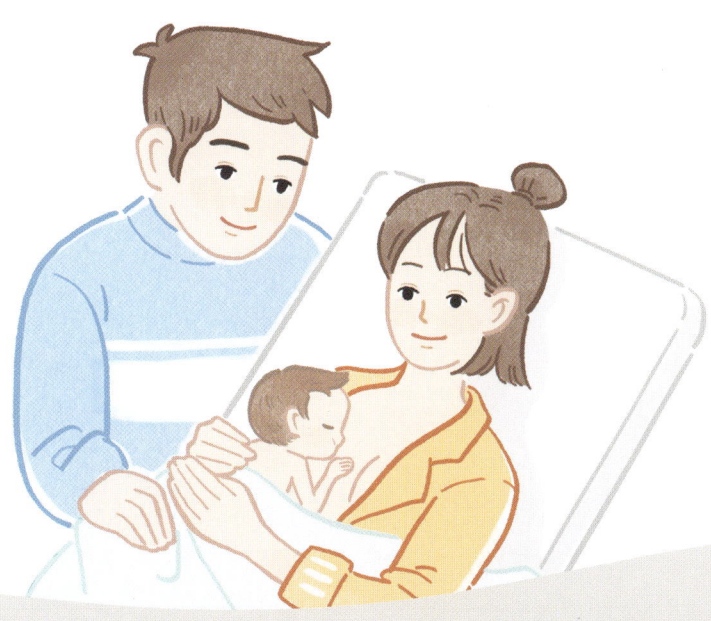

北京大学医学出版社

MURU WEIYANG JIATING SHOUCE——NI SHENBIAN DE MURU WEIYANG ZIXUNSHI

图书在版编目（CIP）数据

母乳喂养家庭手册：你身边的母乳喂养咨询师/中国疾病预防控制中心妇幼保健中心组织编写.—北京：北京大学医学出版社，2024.3

ISBN 978-7-5659-2992-2

Ⅰ.①母… Ⅱ.①国… ②国… Ⅲ.①母乳喂养-手册 Ⅳ.① R174-62

中国国家版本馆 CIP 数据核字（2023）第 179987 号

母乳喂养家庭手册——你身边的母乳喂养咨询师

组织编写：中国疾病预防控制中心妇幼保健中心
出版发行：北京大学医学出版社
地　　址：（100191）北京市海淀区学院路38号　北京大学医学部院内
电　　话：发行部 010-82802230；图书邮购 010-82802495
网　　址：http://www.pumpress.com.cn
E-mail：booksale@bjmu.edu.cn
印　　刷：北京信彩瑞禾印刷厂
经　　销：新华书店
责任编辑：董采萱　责任校对：靳新强　责任印制：李　啸
开　　本：889mm×1194mm　1/24　印张：2.5　字数：67千字
版　　次：2024年3月第1版　2024年3月第1次印刷
书　　号：ISBN 978-7-5659-2992-2
定　　价：25.00元

版权所有，违者必究

（凡属质量问题请与本社发行部联系退换）

编写委员会

主任委员 宋 莉 沈海屏

副主任委员 王克让 李志新

委　　员 李志新 马 力 沈海屏 宋 莉
（按姓名汉语拼音排序） 孙孝雄 王克让 徐 韬

编者名单

主　　编 张 悦

编　　委 高 洁 毛 萌 潘虹地 王丹华
（按姓名汉语拼音排序） 王惠珊 王立新 王山米 张雪峰
张 悦

嗨,亲爱的宝妈宝爸们,欢迎翻阅这本手册。本手册由中国疾病预防控制中心妇幼保健中心"婴幼儿喂养咨询暨第四周期母乳喂养咨询项目"邀请数名权威专家共同编制完成。带着满满的诚意,手册力求科普最全面的母乳喂养知识,图解最实用的母乳喂养技能,凝练最核心的母乳喂养方法,为母乳喂养路上的宝妈宝爸们提供最有效的帮助。

母乳喂养是妈妈与生俱来的本领,也是一项需要学习的技能。母乳喂养的成功,需要社会和家庭的共同配合与支持。母乳喂养的路上可能有困惑,有无助,也有辛苦,却让每个宝贝都能得到母乳的滋养,每位妈妈都享受到母乳喂养的温馨时光,每个家庭都拥有一段值得回忆的珍贵经历。让我们携手相伴,共同助力母乳喂养。

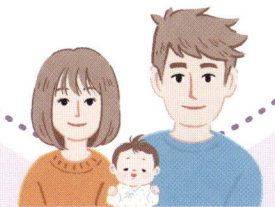

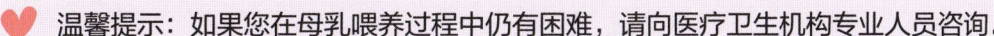

温馨提示:如果您在母乳喂养过程中仍有困难,请向医疗卫生机构专业人员咨询。

目录

一、母乳喂养基础知识

- 国际公认的婴幼儿喂养策略是什么 …… 01
- 促进母乳喂养成功的有效措施有哪些 …… 02
- 母乳喂养有哪些好处 …… 03
- 母乳中的初乳有多重要 …… 04
- 母乳中前奶与后奶有什么区别 …… 05
- 新生儿的胃容量有多大 …… 06
- 什么情况下有必要进行补充喂养 …… 07

二、母乳喂养实用技巧

- 孕期需要为母乳喂养做哪些准备 …… 09
- 促进母乳喂养启动的方法有哪些 …… 10
- 常用的哺乳姿势有哪些 …… 12
- 最佳的含接姿势和托乳姿势怎么做 …… 13
- 怎么做到顺应喂养 …… 14
- 为什么要重视夜间哺乳 …… 16
- 如何判断宝宝吃到了足够的乳汁 …… 17
- 促进乳汁分泌的方法有哪些 …… 18
- 促进射乳反射的方法有哪些 …… 19
- 如何进行乳房按摩 …… 20
- 如何用手挤奶 …… 21
- 如何使用吸奶器 …… 22
- 母乳如何储存与温热 …… 24
- 上班后如何母乳喂养 …… 25
- 如何进行哺乳期避孕 …… 26

三、母乳喂养常见问题

- 乳头疼痛、皲裂时怎样进行母乳喂养 …… 27
- 乳头扁平、凹陷者怎样进行母乳喂养 …… 29
- 乳房肿胀如何舒缓 …… 31
- 母亲用药时怎样进行母乳喂养 …… 34
- 母婴患常见病时如何进行母乳喂养 …… 35
- 母亲患传染病时怎样进行母乳喂养 …… 36
- 母亲感染巨细胞病毒时是否可以进行母乳喂养 …… 37
- 婴儿哭闹的常见原因有哪些 …… 38
- 为什么提倡母亲直接哺乳，而不是用奶瓶喂 …… 40
- 哺乳期再孕的母乳喂养问题 …… 41

四、早产儿母乳喂养

- 母乳喂养——早产儿的护身符 …… 42
- 神奇的初乳——早产儿不容错过 …… 44
- 袋鼠式护理——给早产儿的珍贵礼物 …… 45
- 早产儿如何进行母乳强化 …… 47
- 早产儿如何过渡到直接哺乳 …… 48
- 早产儿直接哺乳要注意什么 …… 49

一、母乳喂养基础知识

国际公认的婴幼儿喂养策略是什么

世界卫生组织、联合国儿童基金会等多个国际组织都建议:

- 出生后立即进行皮肤接触

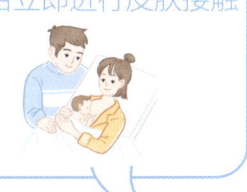

- 纯母乳喂养至6个月

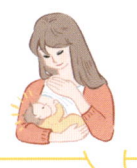

- 6个月后在合理添加辅食的基础上,继续母乳喂养至2岁及以上

1 出生后立即进行皮肤接触

- 出生后即刻开始不间断的皮肤接触,给新生儿提供了尽早吸吮母乳的机会。
- 当新生儿有吃奶征象时,要立刻进行母乳喂养。出生后24小时内频繁吸吮(8~12次及以上)可以促进母亲乳汁尽早分泌,使新生儿尽早吃到初乳;同时,吸吮的过程可以帮助新生儿胃肠道建立正常菌群。

2 纯母乳喂养至6个月

- 母乳是0~6个月婴儿的最佳营养来源。纯母乳喂养指的是只吃母乳,不添加水和其他任何食物,但可以使用药物和维生素D等营养补充剂。
- 6个月内,婴儿可以从母乳中获取所需的全部水分,给婴儿喂哺其他饮料或水会减少母乳的摄入,影响母亲乳汁分泌。

3 6个月开始合理添加辅食,继续母乳喂养至2岁及以上

- 婴儿满6个月(180天)时,应及时添加泥糊状食物。首先是含铁丰富的泥糊状食物,由一种到多种,由少量到多量,由细到粗,注意稠度。添加辅食期间要注意观察婴儿体重的增长。
- 6个月后母乳仍能满足婴儿大部分需要,继续母乳喂养至24个月及以上。

促进母乳喂养成功的有效措施有哪些

- 早接触、早吸吮、早开奶
- 按需哺乳,识别并回应婴儿的饥饿和饱足信号
- 24小时母婴同室
- 知道使用奶瓶、奶嘴的风险

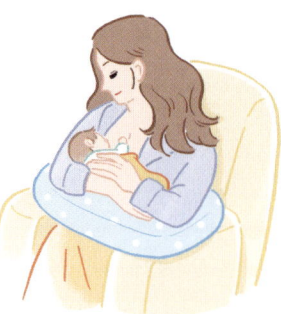

- 树立母乳喂养信心
- 掌握母乳喂养技巧
- 不给婴儿喂母乳以外的食物或饮料
- 获得家庭和社会的支持

> 母乳是大自然馈赠给孩子最珍贵的礼物……哺乳期是人类"情商"开发的黄金时期。母亲在哺乳的过程中,赋予孩子的不仅是天然的最佳食物,还赋予孩子爱的哲学、爱的艺术……妈妈坚持纯母乳喂养至6个月,对母婴的健康都非常有利!
>
> ——徐国静,《有一笔资产——母乳新发现》

母乳喂养有哪些好处

对儿童的好处

- 母乳营养丰富,是6个月内婴儿生长发育所需的最佳食物。
- 是婴儿的第一剂"疫苗",可降低婴儿患感冒、腹泻、肺炎等疾病的风险。
- 促进婴幼儿的脑发育,提高儿童的智商水平。
- 减少成年后肥胖、糖尿病和心血管疾病等慢性病的发生。

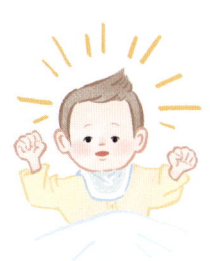

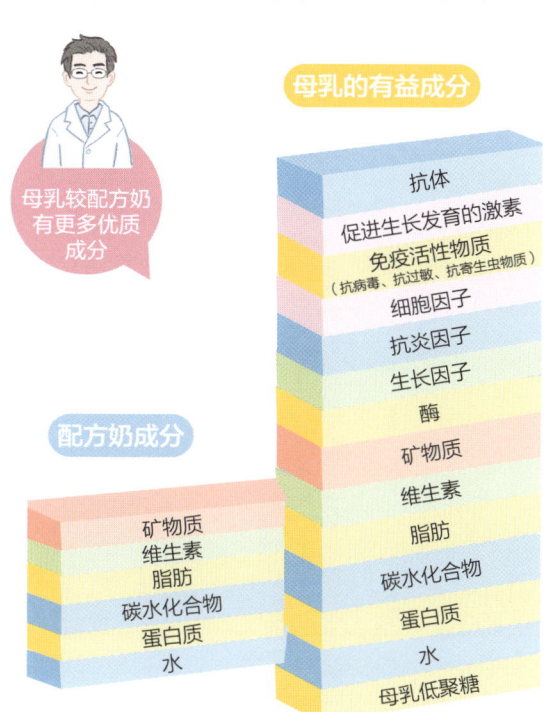

对母亲的好处

- 减少母亲产后出血。
- 降低母亲发生乳腺癌、卵巢癌的风险。
- 帮助母亲尽快恢复体形。
- 增进亲子关系,促进母婴依恋的形成。

对家庭和社会的好处

- 方便经济,减少家庭开支。
- 卫生安全,减少污染机会。
- 降低母乳代用品的质量安全风险。

母乳中的初乳有多重要

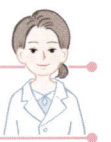

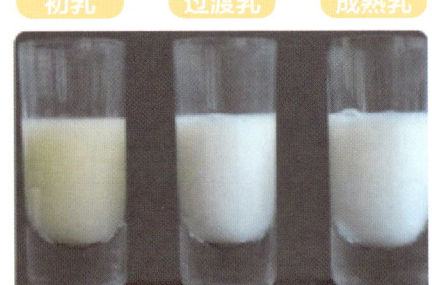

什么是初乳

- 初乳是母亲产后最初几天内产生的乳汁，7至10余天之后逐渐转化为成熟乳，其间为过渡乳。

初乳的颜色和浓度

- 初乳为黄色或橘黄色，比较浓稠，蛋白质浓度高并含有丰富的抗体。

 初乳的成分和作用

与成熟乳相比，初乳中的免疫球蛋白、维生素A、牛磺酸和矿物质的含量颇为丰富，对新生儿的生长发育和抗感染能力十分重要。分娩后越早分泌的乳汁中抗体含量越多。

- 免疫活性物质：保护婴儿，防止感染及过敏。
- 生长因子：帮助肠道成熟，促进消化吸收。
- 维生素A：预防感染和眼病。

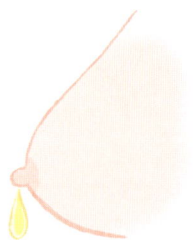

母乳中前奶与后奶有什么区别

- 母乳的成分与婴儿的发育同步变化。在整个哺乳期间，在一天之中，甚至在一次喂哺过程中，母乳的成分都可能不一样。
- 哺乳时，每侧乳房分泌的乳汁分为前奶和后奶。尽可能让婴儿吃完一侧，再吃另一侧，完整地吃到前奶和后奶，使其得到全面的营养。

前奶

- 哺乳开始时的乳汁，外观看起来比较稀。
- 含有丰富的蛋白质、乳糖、维生素、矿物质和水分。

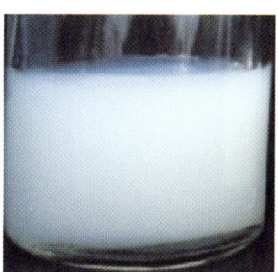

后奶

- 哺乳后期产生的乳汁。
- 含有较多脂肪，可提供给婴儿更多的能量。

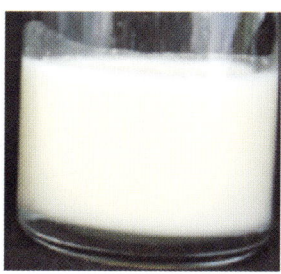

新生儿的胃容量有多大

- 母亲乳汁的分泌量和新生儿的胃容量是相匹配的。
- 按需哺乳有利于母亲乳汁分泌量随新生儿胃容量的增长而增加,满足新生儿生长发育需求。
- 若添加水和配方奶,容易导致新生儿不愿意吸吮母亲乳房,既不利于乳汁分泌,也容易导致新生儿乳头错觉、母亲乳房肿胀等问题。

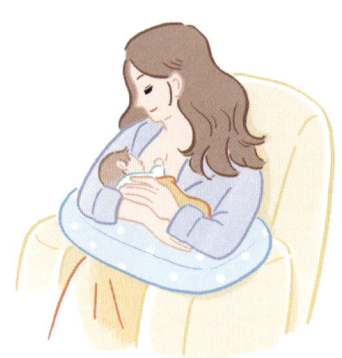

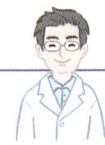

新生儿胃容量大小

1~2日龄	3~4日龄	5~6日龄	7日龄至3周龄
樱桃大小	核桃大小	乒乓球大小	鸡蛋大小
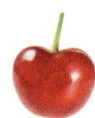	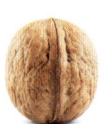	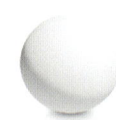	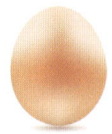

什么情况下有必要进行补充喂养

- 婴儿可能因医学指征，在一段时间内需要补充喂养。这通常只是暂时性的，要严格按照医学指征，在医生的指导下进行补充喂养。

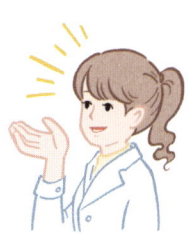

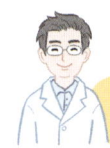

补充喂养的风险

1
- 给新生儿提供除母乳以外的其他食物或液体，会干扰母乳喂养的建立和持续母乳喂养。

2
- 出院前接受补充喂养的婴儿，出生后6周内停止母乳喂养的风险是纯母乳喂养婴儿的2倍。

3
- 补充喂养的过程可能增加感染的风险。

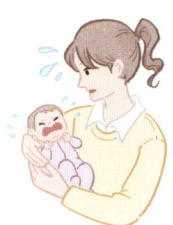

避免补充喂养的措施

1. 尽早开始肌肤接触。
2. 尽早开始母乳喂养或挤奶。
3. 按需哺乳,顺应喂养。
4. 采用正确的哺乳体位和含接姿势。
5. 母婴同室,频繁哺喂。

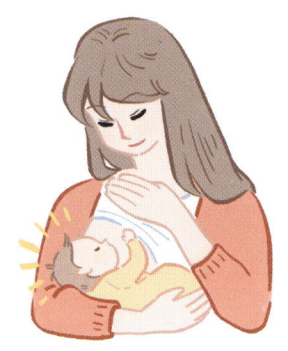

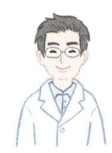 补充喂养的注意事项

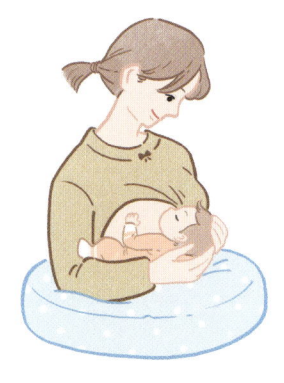

1. 多数情况下补充喂养是暂时的。
2. 以保护母乳喂养、建立或维持母亲泌乳为主要目标。当新生儿有能力接受母乳喂养或母亲能够母乳喂养时,停止补充喂养。
3. 如果婴儿需要部分补充喂养,应先哺喂母乳,再补充配方奶。
4. 因医学指征不能纯母乳喂养的婴儿,需要医务人员进行个性化的喂养指导,母亲和家人应掌握婴儿喂养的方法。

二、母乳喂养实用技巧

孕期需要为母乳喂养做哪些准备

心理准备

哺乳是人类的本能之一，绝大多数母亲都可以成功地进行母乳喂养。

知识储备

孕期主动学习母乳喂养相关的基本知识和技能。

营养储备

妊娠期需要摄入足够的营养，保持营养均衡。孕母营养不良可能影响产后乳汁的分泌。

家庭准备

家人，特别是丈夫，要学习科学育儿知识，共同支持母乳喂养。

定期产检

定期进行产前检查，对乳房情况有所怀疑时及时咨询专业人员。妊娠期身体健康及顺利分娩，是产后母乳喂养成功的重要基础。

促进母乳喂养启动的方法有哪些

早接触、早吸吮、早开奶

1. 早接触的方法

- 出生后立即将新生儿放在母亲腹部,擦干净身上的羊水及黏液,刺激呼吸,脐带搏动停止后剪断脐带。让婴儿趴在母亲胸部进行90分钟持续不间断的母婴接触。盖上小被子,戴上小帽子,为新生儿保暖。
- 剖宫产母婴可以母婴同室后尽早开始皮肤接触。

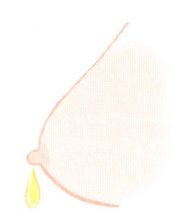

2. 早吸吮、早开奶的方法

- 在母婴皮肤接触期间,当看到新生儿流口水、吃手或寻找乳头等征象时,帮助新生儿开始第一次母乳喂养,这也是新生儿出生后的第一剂"疫苗"。

早接触、早吸吮、早开奶的好处

- 帮助母亲尽早下奶并促进乳汁分泌。
- 是新生儿学习吃奶的最佳时机。
- 促进母亲子宫收缩,减少产后出血。
- 减少新生儿合并症、并发症的发生,降低死亡率。
- 增进母子感情,促进母乳喂养的成功。

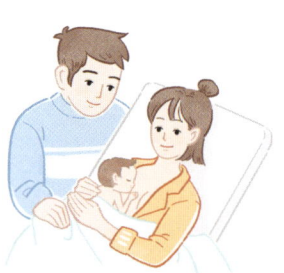

母婴同室

- 让母亲和新生儿24小时待在一起，有利于按需哺乳。

- 家人共同密切观察新生儿，识别其饥饿和饱足信号，保证其安全。

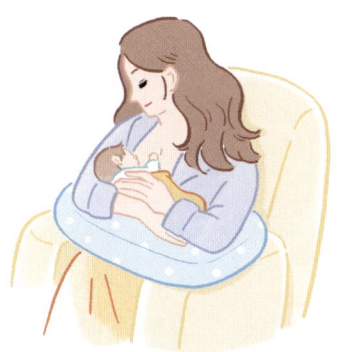

- 母亲和新生儿保持同步作息，从而有充足的精力哺育新生儿。

- 母婴同室有利于母亲学习照顾新生儿及母乳喂养的方法，促进母乳喂养的成功。

按需哺乳

- 当新生儿表现出想吃奶或者妈妈感到"胀奶"想喂奶时，即进行母乳喂养。

频繁有效的吸吮

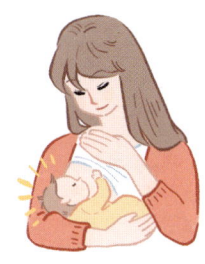

- 每天8~12次及以上的母乳喂养。母亲正确的哺乳姿势及新生儿正确的含接姿势可使新生儿有效吸吮，吃到母乳。

常用的哺乳姿势有哪些

摇篮式

用哺乳一侧的手臂托住宝宝。

（从妈妈的视角看）

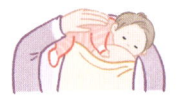
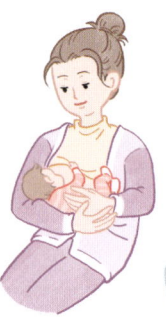

半躺式

让宝宝趴在妈妈身上。

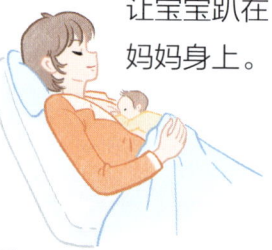

交叉式

用哺乳对侧的手臂托住宝宝。主要适用于早产儿及低体重儿。

（从妈妈的视角看）

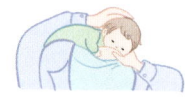

橄榄球式

将宝宝抱在一侧腋下。主要适用于双胞胎。

（从妈妈的视角看）

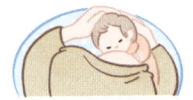
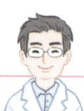

侧卧

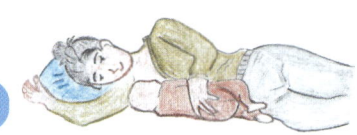

母婴侧卧，身体面对面，婴儿鼻头对妈妈乳头。适用于剖宫产术后和夜间哺乳。

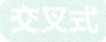

哺乳时怀抱婴儿的四个要点

- 婴儿的头与身体呈一直线。
- 婴儿的身体贴近母亲。
- 婴儿的脸贴近乳房，鼻子对着乳头。
- 如果是新生儿，母亲不仅要托住头部，还要托住臀部。

最佳的含接姿势和托乳姿势怎么做

乳房含接的方法

- 哺乳时母亲先用乳头触及婴儿嘴的周围，使婴儿建立觅食反射。当婴儿的嘴张到足够大时，使乳头和大部分乳晕含在婴儿嘴中。

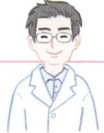

良好含接的要点

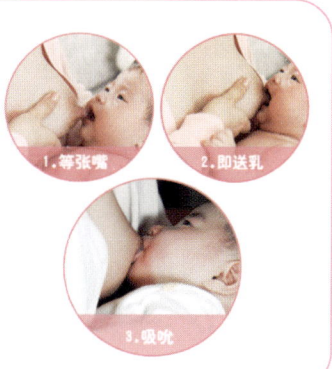

- 含接姿势正确

  嘴张得很大

  下唇向外翻

  婴儿口腔上方有更多的乳晕

- 有效吸吮

  面颊鼓起呈圆形

  下颌紧贴乳房

  看到吞咽或听到吞咽声

  慢而深地吸吮，有时暂停

"C"字形托乳房的方法

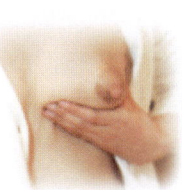

- 食指支撑着乳房基底部，手靠在乳房下胸壁上，大拇指放在乳房的侧上方，两个手指可以轻压乳房，改善乳房形态，使婴儿容易含接。
- 托乳房的手不要太靠近乳头。

* 如果母亲的乳房小且不下垂，在喂奶时不需要一直托住乳房。如果母亲的乳房大且下垂，用手托住乳房可帮助乳汁流出。

怎么做到顺应喂养

- 对于6个月内的宝宝来说，顺应喂养即"按需哺乳"，即及时发现宝宝发出的饥饿和饱足信号，并给予及时、恰当的回应。
- 母婴同室便于母亲观察宝宝表现，有利于母乳喂养过程中母亲和宝宝频繁的目光、身体接触，有助于实现顺应喂养。
- 随着母乳喂养建立和宝宝对养育过程的适应，按需哺乳将呈现出规律性。

顺应喂养对宝宝健康发展的好处

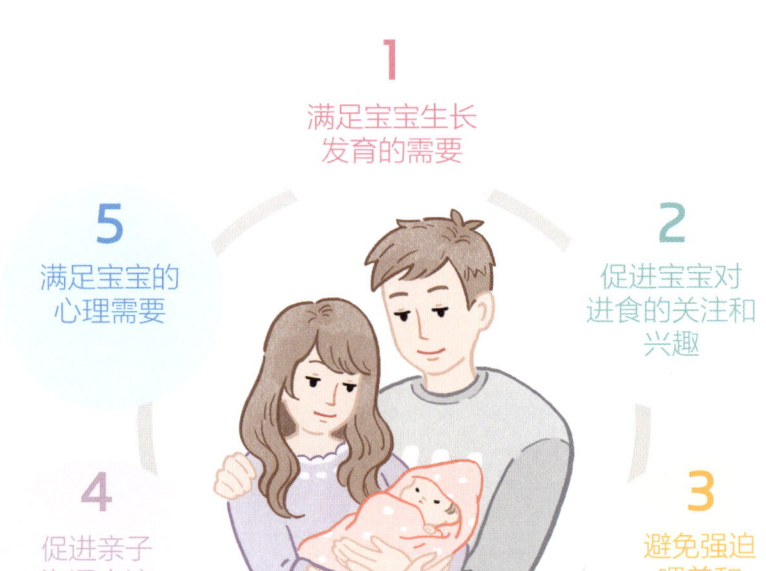

1. 满足宝宝生长发育的需要
2. 促进宝宝对进食的关注和兴趣
3. 避免强迫喂养和过度喂养
4. 促进亲子沟通交流
5. 满足宝宝的心理需要

判断宝宝饥饿和饱足的相关信号

宝宝通过行为、面部表情或声音来表达饥饿感和饱腹感。

- 饥饿信号：不安、有觅食动作、张嘴、吸吮手指、身体活动增加，甚至哭闹。
- 饱足信号：吐出乳头、闭上嘴巴或转过头避开，露出满意的表情，安静而满足地入睡。

婴儿的体重保持正常的生长速度是判断其饱足的重要指征。

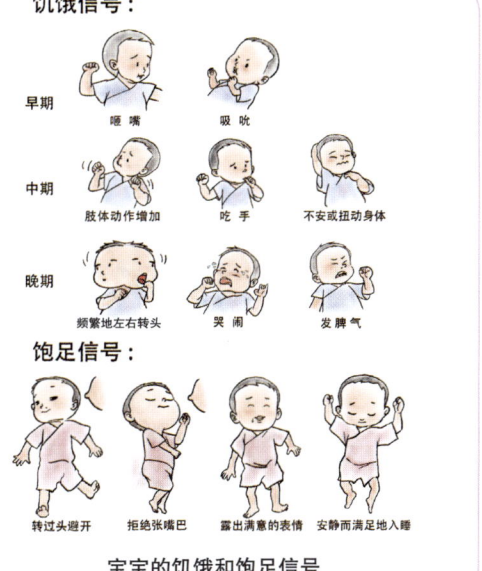

宝宝的饥饿和饱足信号

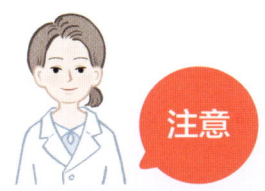

注意

- 如果婴儿哭闹明显不符合平日进食规律，应该首先排除非饥饿原因，如胃肠不适等。
- 因非饥饿原因哭闹时，增加哺喂次数只能缓解婴儿的焦躁心理，并不能解决根本问题，应及时就医。

为什么要重视夜间哺乳

- 催乳素是脑垂体分泌的促进乳汁分泌的重要激素。

- 催乳素在夜间分泌更为旺盛,通过夜间哺乳,可以保证母乳的分泌量。

感受来自乳头的神经冲动

催产素:射乳反射

催乳素:调节乳汁分泌 夜间分泌更多

婴儿吸吮

乳腺组织

- 夜间哺乳可增加乳汁分泌量,尤其是乳汁较少的母亲,多让宝宝吮吸乳头能够刺激乳腺分泌更多的乳汁。

- 夜间哺乳能预防母亲产后出现乳汁淤积、乳房肿胀,也可预防哺乳期乳腺炎。

如何判断宝宝吃到了足够的乳汁

核心指标

观察婴儿的体重增长

婴儿出生后第5天，生理性体重下降不超过8%。体重下降7%时需引起重视，要延长喂奶持续时间，增加喂奶的次数，夜里也要频繁地喂奶。新生儿出生后7~10天内体重应恢复至出生体重，此后体重持续增加，满月时增长600克及以上。

观察婴儿排尿的次数及颜色

母亲"下奶"后，婴儿每日排尿6次以上，尿色淡且味道轻。

观察婴儿排便的次数及颜色

婴儿出生后每日排胎便数次，3~4天后大便颜色应从墨绿色逐渐变为棕色或黄色。

参考指标

观察婴儿的吸吮动作

婴儿慢而深地吸吮，可看见吞咽的动作，或听到吞咽的声音。

观察婴儿的满足感

婴儿自己放开乳头，表情满足且有睡意。

注意母亲乳房的感觉

哺喂前乳房饱满，哺喂后变软。如果哺喂过程中乳房一直充盈饱满，提示婴儿吸吮无效。

促进乳汁分泌的方法有哪些

- 婴儿频繁、有效地吸吮是促进乳汁分泌最有效的方法,可以促进母亲催乳素的分泌,增加泌乳量。

出生后1小时内
尽早进行皮肤接触,促进早吸吮。

出生后24小时内
哺乳8~12次及以上,做到24小时母婴同室。

出生后2周内
按需哺乳,每天8~12次,刺激激活催乳素受体,保证持续母乳喂养。

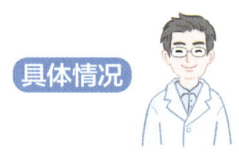

具体情况

- 当母婴分离、早产儿/低出生体重儿无吸吮能力时,尽早挤奶或使用吸奶器,促进乳汁分泌。
- 当母乳分泌不足时,增加婴儿哺喂次数,或在婴儿吸吮后使用吸奶器延长刺激时间,可促进乳汁分泌,增加泌乳量。

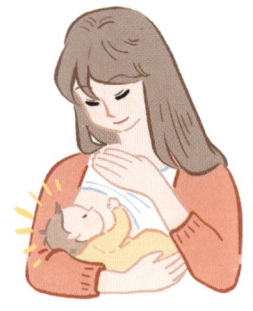

促进射乳反射的方法有哪些

喂奶前、挤奶前做到以下几点可以刺激射乳反射的发生,增加泌乳量。

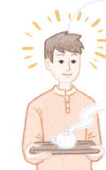

1. 让母亲适量喝些热饮。

    喝点水、牛奶,适量喝点鸡汤、鱼汤、排骨汤也可以。尽管母亲分泌乳汁需要液体的补充,但不推荐摄入过多。

2. 热敷乳房。

    热敷乳房可以多吸出40%的乳汁。热敷时间在10分钟左右,热度是母亲感到舒服的温度。

3. 按摩乳房,有助于乳腺导管通畅。

4. 若婴儿不在身旁,母亲挤奶时想着孩子或者看孩子照片,有助于乳汁分泌。

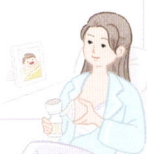

背部按摩

进行背部按摩时,母亲裸露上身,弯曲坐稳,乳房松弛、自然下垂。医务人员或亲属双手握拳,双拇指点压在脊柱两侧做小圆周按摩,顺脊柱往下移,循环进行,可以刺激射乳反射。

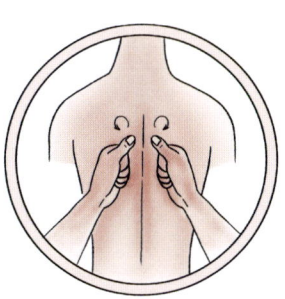

如何进行乳房按摩

乳房按摩适应证

- 乳房肿胀、乳汁淤积是母乳喂养过程中常见的问题。采用正确的乳房按摩方法,配合频繁有效的吸吮,可有效促进乳汁排出。

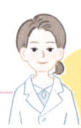

乳房按摩的作用

- 疏通乳腺,促进泌乳,尽早开奶。
- 舒缓乳房肿胀。
- 乳房过度充盈的母亲在喂乳前按摩乳房,使其柔软,利于婴儿含接,避免婴儿抗拒过硬的乳房。

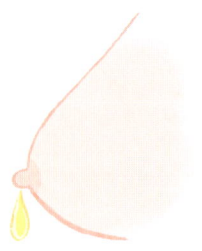

乳房按摩的方法

- 在乳房上涂抹乳汁或润肤油,润滑皮肤。
- 一只手托着乳房,用另一只手的大鱼际或小鱼际按摩。
- 从乳房的根部向乳头的方向旋转进行按摩。不断地更换位置,按摩整个乳房。
- 有硬块的地方反复轻轻地按摩数次。

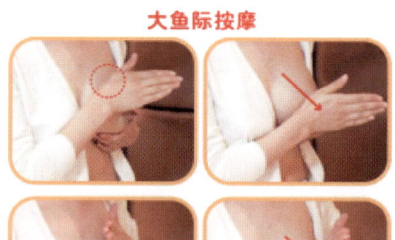

大鱼际按摩

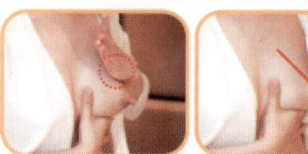

小鱼际按摩

如何用手挤奶

适应证

- 母婴分离、早产儿/低出生体重儿无吮吸能力时促进泌乳开奶。
- 缓解乳房肿胀、乳腺导管堵塞或乳汁淤积。
- 乳汁分泌不足时促进泌乳。
- 母亲上班后维持母乳喂养。

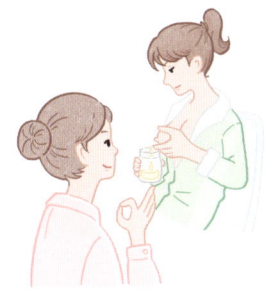

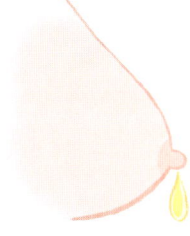

手挤奶的频率和时间

- 分娩后尽早开始,间隔3小时一次,夜间也要坚持。
- 每侧乳房挤奶3~5分钟,两侧乳房交替进行,每次持续20~30分钟。

手挤奶方法

- 母亲采用舒适的坐姿,保持上身直立,身体前倾,便于乳汁收集。
- 挤奶前用毛巾热敷乳房,用手按摩和轻拍乳房,或由家人给母亲按摩背部,帮助母亲产生射乳反射。
- 将容器靠近乳房。
- 将拇指及食指放在距乳头根部2~3厘米处,拇、食指相对,其他手指托住乳房。拇指及食指向胸壁方向轻轻下压,压力应作用在拇指及食指间乳晕下方的乳房组织上。不可压得太深。
- 反复一压一放,在各个方向上将乳房内每一个乳腺导管的乳汁都挤出来。压乳晕的手指不应有滑动或摩擦式动作,不要挤压乳头,也不要过分用力。

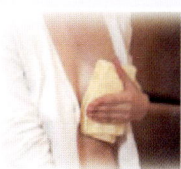 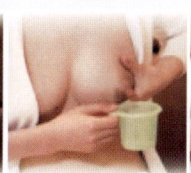 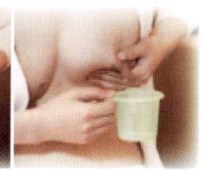

如何使用吸奶器

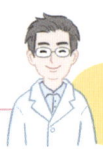

吸奶器的选择

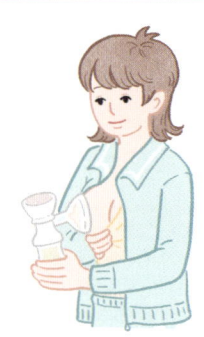

- 正确使用吸奶器可以辅助解决泌乳开奶、乳房肿胀、乳汁分泌不足、维持泌乳等问题。
- 根据自身情况选择合适尺寸的喇叭口。喇叭口大，压力不够，吸不出奶来；喇叭口小，可能伤到乳头和乳晕。

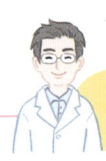

使用方法

- 吸奶前洗净双手，使用清洁的吸奶器、储奶容器或储奶袋。
- 严格按照使用说明操作。采用合适的力度，以母亲的感受舒适为宜。
- 开始吸奶时，采用快而轻的方式使母亲产生泌乳反射。
- 每侧乳房吸3～5分钟，两侧乳房交替数次。不要在一侧乳房上连续吸15分钟，以免造成乳头、乳晕的疼痛和皲裂。
- 使用后要将乳房和乳汁接触的部分拆下来清洗干净，定期进行煮沸消毒。

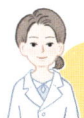

注意事项

用于辅助缓解乳房肿胀、乳腺导管堵塞或乳汁淤积时

- 可先按摩乳房，再使用吸奶器，调节合适的力度吸奶。两侧乳房交替进行，每次10~15分钟。
- 按摩＋吸奶器吸乳反复多次，以有效缓解乳房肿胀、乳腺导管堵塞或乳汁淤积。

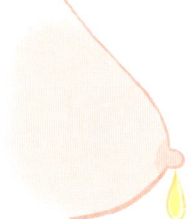

用于促进泌乳时

- 在婴儿吃完母乳后，再使用吸奶器吸乳；或婴儿两次吸吮间加用一次吸奶器。先使用浅而快的准备模式刺激泌乳2分钟，再使用慢而深的吸乳模式吸奶10~15分钟，促进乳汁分泌。

用于维持泌乳时

- 先使用浅而快的准备模式刺激泌乳2分钟，再使用慢而深的吸乳模式吸奶10~15分钟，每3小时吸奶一次，以有效维持乳汁分泌。

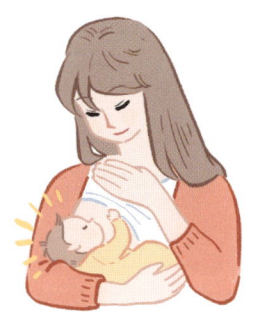

母乳如何储存与温热[1]

储存条件

室温
- 25℃以下室温保存4小时。保鲜时间内喂哺自己的婴儿是安全的，不需要进行消毒。

冷藏
- 冰箱冷藏室2~4℃的条件下可保存48小时。用母乳保存袋分装保存，放在冷藏室最里面。

冷冻
- 冰箱冷冻室≤-18℃冷冻母乳，在3个月之内喂哺自己的婴儿是安全的，不需要进行消毒。

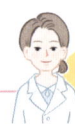

温热方法

- 从冰箱冷冻室取出母乳，置于冰箱冷藏室待其解冻，使用前加温至38~39℃。也可以使用温奶器快速温热，不会破坏母乳营养成分。
- 不使用微波炉或者煮沸加热。
- 每次按照喂养量取出母乳，不反复加热。如加热后没吃完，不再给婴儿食用。

---

[1] 儿童喂养与营养指导技术规范. 中国儿童保健杂志，2012, 20（8）：763-766.

上班后如何母乳喂养

上班前的准备

- 母亲在上班前10天左右,吸出一些母乳储存在冰箱里,作为备用。
- 多次练习将吸出的母乳用奶瓶哺喂婴儿,让婴儿慢慢学会吸吮奶嘴。

工作期间

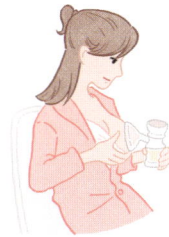

- 母亲在工作期间,每3~4小时挤奶一次,挤出的乳汁放在冰箱里冷藏。
- 婴儿3~4个月大时,母亲大概每次可吸出120~150毫升的乳汁。
- 母亲上班时,其他照养人可将家中存储的乳汁放在奶瓶里哺喂婴儿。

居家期间

- 母亲回家之后、晚睡前以及早上出发之前,要亲自哺喂婴儿,以促进乳汁的持续分泌。

母乳运送

- 运送母乳的过程中要注意保持低温,尤其是夏天。回家后立即将母乳放入冰箱内保存。

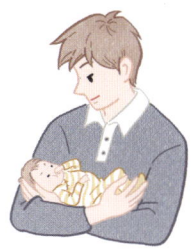

如何进行哺乳期避孕

恢复性生活

- 经产后42天的复查,生殖系统恢复正常后,可以恢复性生活。

纯母乳喂养时

- 产后6个月内纯母乳喂养或接近纯母乳喂养,且月经尚未恢复时,采用哺乳闭经避孕法,同时做到夜间哺乳间隔不超过6小时,避孕成功率可达98%。也可采用不含雌激素的避孕药具、避孕套等进行避孕。

混合喂养时

- 母亲已来月经,给婴儿混合喂养或已添加辅食的情况下,应采取避孕措施。
- 可选择宫内节育器、单纯孕激素避孕针、避孕套等。产后6个月以上可选用含有雌、孕激素的复合避孕药具。

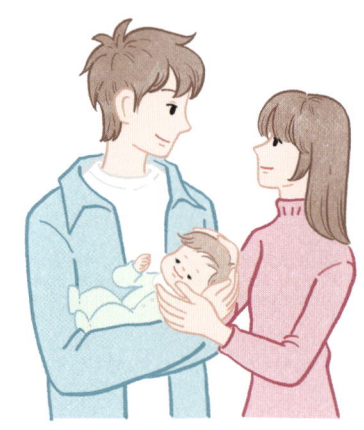

三、母乳喂养常见问题

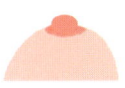

乳头疼痛、皲裂时怎样进行母乳喂养

- 乳头疼痛通常可以治愈，需考虑疼痛出现的时间，即母乳喂养开始时、过程中或结束后。
- 乳头皲裂是在乳头表面出现裂口，多伴有乳房肿胀。

原因

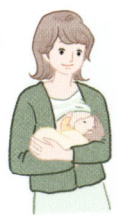

主要原因
- 含接姿势不正确。

其他可能的原因
- 乳房肿胀、血管痉挛、吸奶器使用不当等。

预防

选择正确、恰当的哺乳体位
- 母亲感觉乳头疼痛时，及时改善哺乳姿势。

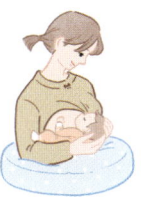

掌握正确的含接姿势
- 使婴儿深含乳头，通常只要含接良好，疼痛会减轻。

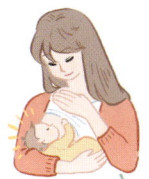

避免过度清洗乳头和乳晕
- 过度清洗可造成乳头干燥、皲裂。

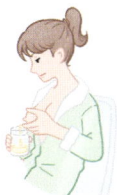

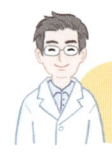

处理措施

1 由医务人员评估乳头皲裂情况。观察母亲的哺乳体位和婴儿的含接姿势是否正确。如为无效含接或母亲哺乳姿势不正确,指导母亲喂奶技巧,纠正哺乳体位及婴儿含接姿势。

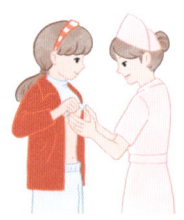

2 母亲继续哺乳。必要时在专业人员的指导下使用乳头保护罩,缓解哺乳时疼痛及婴儿衔乳困难。

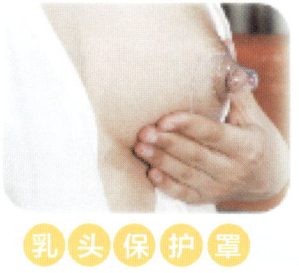

乳头保护罩

3 哺乳后挤出几滴乳汁涂在乳头和乳晕上,或使用羊毛脂修护霜保持乳头湿润,可减少疼痛、促进愈合。下次哺乳前无须擦去。

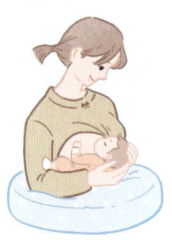

4 疼痛严重时,可以适当减少哺乳次数,给伤口以修复时间。用母亲舒适的方式挤奶,以维持泌乳。

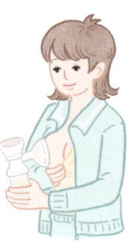

乳头扁平、凹陷者怎样进行母乳喂养

- 有些孕产妇会因为自己乳房或者乳头的形状而担心分娩后母乳喂养能否顺利进行。需要强调的是不同形状和大小的乳房都是正常的,不同形状的乳头都不会影响泌乳,都可以为婴儿提供充足的乳汁。

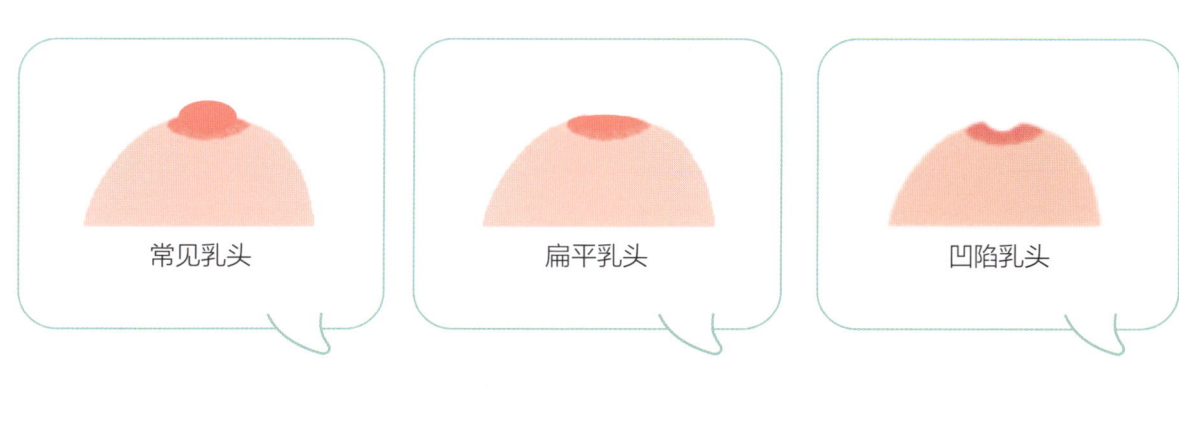

常见乳头　　扁平乳头　　凹陷乳头

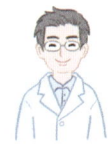 **乳头凹陷者的喂养方法**

1. 在从妊娠到分娩的过程中,部分乳头内陷可自行改善,孕期不建议进行干预。
2. 大多数情况下,乳头凹陷不会影响婴儿含住乳晕组织并将乳头吸入口腔,但可能需要更长的时间或出现含接困难。有时需要给婴儿较长时间练习,需要给母亲更多的指导和帮助。

3. 建议乳头扁平、凹陷的母亲直接哺乳,使用奶瓶喂养更易引起"乳头错觉"[①]。
4. 乳头凹陷可以分为真性凹陷和假性凹陷,可通过检查乳房伸展性辨别。

假性凹陷

用手牵拉刺激时,乳头能够突出于乳房外。若婴儿不能较好含接,哺乳前可用手提法,以便于婴儿含接。

真性凹陷

乳头凹陷通过牵拉刺激仍不能纠正。若婴儿不能较好含接,哺乳前可吸引乳头,帮助乳头突起。

5. 可在哺乳前刺激乳头使其突起,以利于婴儿含接。喂奶前用手牵拉或刺激乳头,或用乳头吸引器将乳头吸出,对婴儿含接均有帮助。有时母亲用手将乳房塑形也可使婴儿易于含接。

手提法

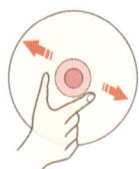
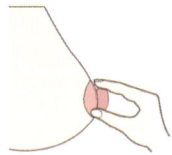

吸引法

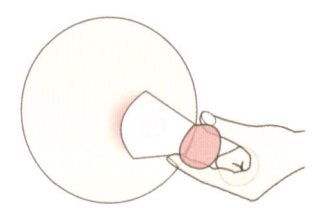

母亲胀乳时,贴合使用乳头保护罩再进行乳头吸引,可减轻吸引时的疼痛感。

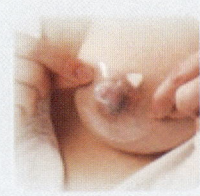
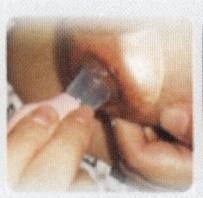
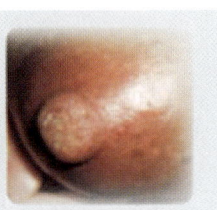

---

① 乳头错觉指新生儿觅食反射强烈,但在碰到母亲乳头时躲避、不安,或嘴张大但不吸吮。

乳房肿胀如何舒缓

生理性乳胀

生理性乳胀是正常生理现象，通常发生在分娩后3~4天。受体内激素的影响，大量的血液和组织间液涌向乳房；同时，乳腺腺泡肿胀变大，造成乳腺导管受压，出奶比较缓慢，双侧乳房完全肿胀，伴随或不伴随体温升高。此过程一般持续24~48小时。

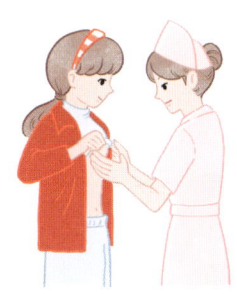

乳房充盈

乳房充盈为正常的生理性过程，常称为"胀奶"。母亲分娩后数天，可观察到乳房皮肤颜色正常，感觉乳房变重、发硬。婴儿吸吮或挤压乳房，乳汁正常流出后，乳房变软，母亲感到舒服。不伴随发热。

预防生理性乳胀发展为乳房肿胀或乳汁淤积

1. 产后立即开始母婴皮肤接触。婴儿出现吃奶迹象时，及时开始哺乳。
2. 使婴儿采用正确的含接姿势，频繁、有效地吸吮。
3. 没有加奶的适应证时不给新生儿喂任何食物。
4. 识别婴儿饥饿和饱足信号，按需哺乳。
5. 必要时用手或吸奶器排出乳汁。

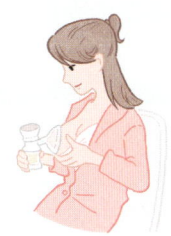

乳汁淤积

- 乳汁淤积为乳腺导管不通畅时出现的局部肿胀。肿块不可移动，疼痛明显，皮肤表面一般无异常变化，通常不发热，泌乳量可能暂时减少。

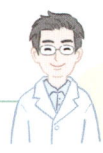

乳汁淤积处理措施

- **频繁哺乳，每次哺乳尽量先从有淤积的一侧开始。**
- 热敷乳房受累部位。
- 让婴儿含接时下巴或鼻子对着有淤积的位置。
- 婴儿吃奶时，轻轻向乳头方向按摩乳房。
- 更换不同的哺乳姿势。
- 肿胀超过48小时未能缓解或出现其他全身性症状时应就医，必要时引流。

乳房肿胀

乳房肿胀时乳房充盈过度，有红、肿、热、痛的炎症表现。乳房的皮肤绷紧，原来正常的乳头被拉平，乳头、乳晕部分的皮肤变薄、发亮，甚至红肿，可有触痛。婴儿因难以吸吮或含接而拒绝哺乳或哭闹。挤压乳房时，乳汁流出困难。母亲可能有一般不超过24小时的中等发热。

预防要点

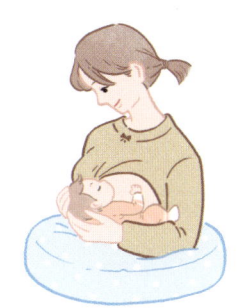

1. 产后做好皮肤早接触、早吸吮、早开奶。
2. 使婴儿频繁、有效地吸吮，每日8～12次，甚至12次以上。
3. 母婴同室，识别婴儿饥饿和饱足信号，按需哺乳。
4. 无添加配方奶医学指征的，不要随意添加配方奶。
5. 有添加配方奶医学指征的，指导母亲维持泌乳，及时吸出乳汁。

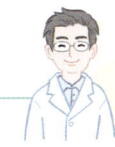

乳房肿胀处理措施

- 采取正确的哺乳体位及婴儿含接姿势，使婴儿频繁、有效地吸吮是最有效的方法。
- 喂奶前反向按压软化乳晕。减轻乳晕水肿有利于婴儿深含乳头，有效吸出乳汁。
- 刺激乳头、乳晕处引起射乳反射，有利于乳汁排出。

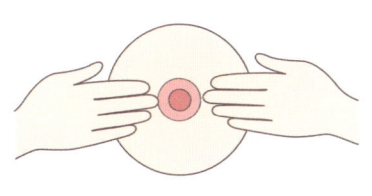 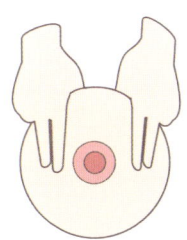 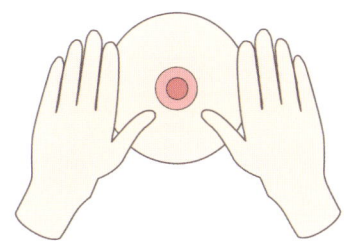

- 如果婴儿吸吮困难，母亲可用手挤或用吸奶器将乳汁排出。
- 挤奶或喂奶后可以冷敷乳房减轻水肿和疼痛，不轻易使用热敷。

母亲用药时怎样进行母乳喂养

用药遵守医嘱

- **药物使用前认真阅读说明书，不使用标明"哺乳期禁用"的药物。**
- 多数药物会少量进入母乳，但只有少数药物会影响婴儿。
- 大多数情况下，停止母乳喂养的风险大于药物风险。
- 很少因母亲用药而必须停止母乳喂养。
- 母亲用药对早产儿及小于2月龄婴儿的影响可能比较大。
- 最好选择不影响母乳喂养的药物。

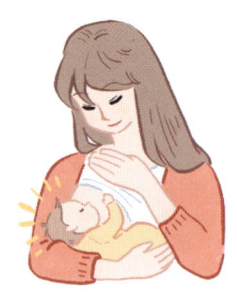

抗菌药物的使用

- 抗生素的使用必须遵医嘱。大多数母乳喂养的母亲使用抗生素时，对婴儿来说是安全的，但应避免长期大量使用。
- 哺乳期母亲应避免用磺胺类药物，其可能加重新生儿黄疸及粒细胞减少。如果母亲必须要用，婴儿需改变喂养方式。
- 母乳喂养的母亲应选用不影响母乳喂养的抗生素。

避免用减少奶量的药物

- 含有雌激素的避孕药
- 噻嗪类利尿剂

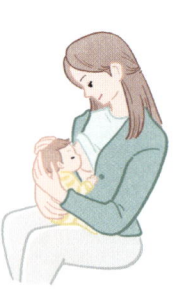

母婴患常见病时如何进行母乳喂养

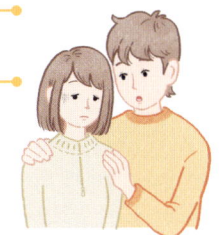

Q: 母亲感冒时怎样母乳喂养?

A: 感冒多为上呼吸道感染,可以继续母乳喂养,母亲每次喂奶的时候戴上口罩。母亲的乳汁中也会有一定量的抗体,可增强婴儿的抵抗力。母亲服用感冒药时要注意药物说明或遵医嘱。

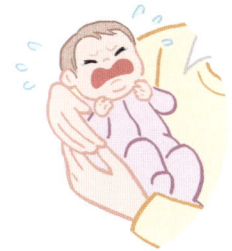

Q: 母乳喂养婴儿腹泻怎么办?

A: 大多数腹泻婴儿可继续母乳喂养。需及时寻找导致婴儿腹泻的原因并予以纠正,切勿轻易断母乳。

Q: 母乳喂养宝宝排便间隔时间长怎么办?

A:
1. 纯母乳喂养的婴儿很少出现便秘,有时因消化吸收好而几天大便一次,仍为软便,不伴腹胀、呕吐、哭闹等不适,食欲好,俗称"攒肚"。
2. 腹部按摩能增加肠蠕动,不但会使大便通畅,也可增加食欲。按摩时让婴儿呈仰卧位,按摩者用手掌根部紧贴婴儿腹壁,以顺时针方向轻揉腹部,每次2~3分钟,每天2~3次。
3. 加辅食的婴儿如果出现便秘,可多吃富含纤维素的食物。
4. 母亲在哺乳期要注意饮食结构,注重营养,荤素粗细搭配。

母亲患传染病时怎样进行母乳喂养

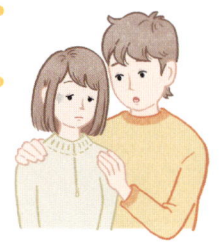

甲型肝炎（甲肝）

- 甲肝潜伏期末期和急性期早期传染性最强，此阶段一般应暂时停止母乳喂养，母亲要挤奶保持泌乳。
- 婴儿可注射免疫球蛋白预防，隔离期后可继续母乳喂养。

乙型肝炎（乙肝）

- 婴儿在高效价乙肝免疫球蛋白和乙肝疫苗双重免疫保护下，可以选择母乳喂养。

实行母乳喂养时，应注意：

（1）喂奶前洗手。
（2）母亲有乳头皲裂或婴儿有口腔溃疡时，在双重免疫保护下可继续母乳喂养。
（3）婴儿和母亲的用品应分开使用。如擦洗用的毛巾、脸盆，喝水用的杯子等用品，应分开独立使用。
（4）婴儿完成全程疫苗接种后1~2个月，检测乙肝五项，根据乙肝抗体效价决定是否补种乙肝疫苗。
（5）母亲哺乳期进行抗乙肝病毒治疗时，应考虑母乳喂养可能产生的风险，在医生指导下决定是否母乳喂养。

艾滋病病毒（HIV）感染

- HIV感染母亲所生婴儿在人工喂养可接受、可行、能负担及安全的情况下，应首选人工喂养，避免母乳喂养，杜绝混合喂养。

母亲感染巨细胞病毒时是否可以进行母乳喂养

正常足月儿

- 正常足月儿或出生胎龄≥32周、体重≥1500克的早产儿出生后巨细胞病毒（CMV）感染多为自限性，通常不会引起病理损害，也不影响生长发育。因此，母乳喂养是安全的，其益处远远大于病毒感染的风险。免疫缺陷和极低体重儿接受母乳喂养时，需监测病毒拷贝数。

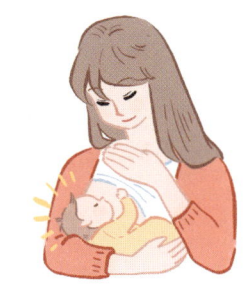

出生体重＜1500克或出生胎龄＜32周的早产儿

- 由于自身免疫能力有限，有一定的感染风险。
- 研究显示，感染母亲的乳汁中巨细胞病毒的排放是有规律的，产后早期很少，而后逐渐增加，在4~8周时达高峰，随后下降，至12周左右消失。因此，可尽早给予初乳以获得免疫保护，挤出的乳汁冷冻（-18℃）72小时，或经高温短时巴氏杀菌（72℃持续5分钟）后再喂给宝宝。
- 乳汁经消毒或冷冻后能灭活或部分灭活巨细胞病毒，但同时也破坏母乳中的各种生物活性成分。若每毫升母乳中病毒拷贝数＞1000，则巴氏消毒更安全。待宝宝体重≥2000克以后，经医生确认后就可以直接哺乳了。

婴儿哭闹的常见原因有哪些

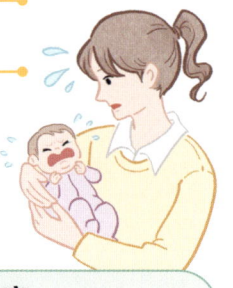

不舒服

- 衣着不适,室温过冷或过热,未及时更换尿布等,都会引起婴儿哭闹。

生病或疼痛

- 哭声与平时不同,伴有疾病的一些表现,如吃奶减少、拒奶、呕吐、腹泻、发热,反应差等,需要母亲注意分辨。

生活规律被打乱

- 来访者太多或活动过多会使婴儿感觉疲乏,环境变换等也会引起不适。

生长太快引起饥饿

- 有时婴儿在几天里显得特别饿,可能是因为他长得比以前快了。他会频繁要求吃奶。这一现象在婴儿2周、6周和3个月左右最为常见。

母亲的食物或习惯

- 食物中的某些成分会进入乳汁，可能引起婴儿烦躁，如咖啡、茶、可乐中的咖啡因等。若母亲或家人吸烟，也对婴儿有影响。

射乳反射过强

- 开始哺喂时，射乳反射过强会导致奶水流速过快，婴儿来不及下咽，甚至出现呛奶。

只吃到前奶

- 如果一侧乳房乳汁未吃完就让婴儿吸吮另一侧乳房，奶水会流得更快。婴儿前奶吃得多，后奶吃得少，脂肪摄入量少，可导致婴儿大便稀、呈绿色，婴儿哭闹多，总想吃奶，甚至体重增长缓慢。

肠绞痛

- 婴儿绷直双腿，似有腹痛，常无法使其安静；多在傍晚或晚上的某一固定时间连续哭闹不停。这可能是因为肠蠕动快或有气体。婴儿通常生长良好，建议继续母乳喂养，3个月以后哭闹会减少。

为什么提倡母亲直接哺乳,而不是用奶瓶喂

- 母乳喂养的好处不仅体现在母乳的营养和生物活性成分对宝宝的身体健康有益,而且体现在喂养行为本身给宝宝带来的心理和情感支持上。

- 母亲直接哺乳时,她与宝宝紧密的肌肤接触、亲切的目光交流会带给宝宝心理和情感上的支持,有利于建立良好的母子依恋关系和促进宝宝身心健康。

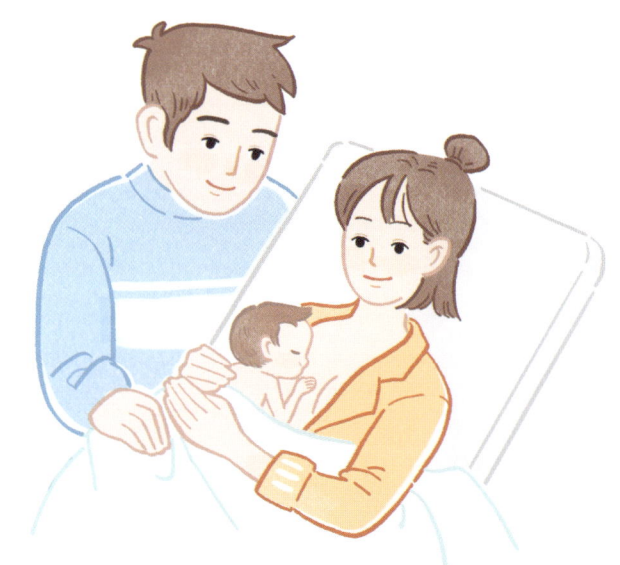

哺乳期再孕的母乳喂养问题

再孕间隔时间

- 推荐以2~5年为宜。大宝已经完成了母乳喂养，满足了婴儿早期发育的营养需求。母亲产后的身体也已恢复；剖宫产子宫瘢痕愈合，并且已达最佳状态。

母乳喂养对怀孕的影响

- 对于怀孕母亲来说，母乳喂养并非禁忌。

哺乳期再孕对乳汁的影响

- 哺乳期再孕会减少乳汁的分泌。
- 再孕的第4~5个月，乳汁分泌量可能明显减少，此时应注意保证大宝充足的营养。

哺乳期再孕对宝宝的影响

- 如果母亲营养良好，母乳喂养不会影响宫内未出生胎儿的发育。
- 若妊娠发生在产后6个月内的纯母乳喂养期间，可能影响大宝的正常喂养，并且此时的再孕也可能对母体产后及哺乳的营养需求、机体的恢复造成一定影响。因此，需要权衡各方面因素综合考虑。
- 若妊娠发生在产后6个月以后，大宝已经添加辅食，可以继续母乳喂养。如果出现流产或早产迹象，应停止母乳喂养。

四、早产儿母乳喂养

母乳喂养——早产儿的护身符

- 母乳是婴儿最佳的营养来源,母乳喂养是保障儿童生存与健康最有效的措施之一。**早产儿母亲分泌的乳汁是为自己的宝宝个性化"定制"的,不仅是食物,更是早产宝宝的良药。**其优点包括:

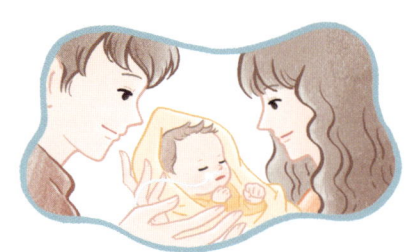

1. 营养的重要来源

早产儿母亲的母乳中含有优质的蛋白质、脂肪、乳糖,以及丰富的维生素、矿物质和微量元素等,更适合满足早产宝宝的营养需求。

2. 具有免疫防御作用

早产儿母亲的母乳中富含免疫活性物质,可调节和提高宝宝的免疫功能,保护其免受感染,降低患病风险,减少早产相关并发症的发生。

3. 促进发育成熟

早产儿母亲的母乳中含有丰富的益生元和益生菌，可以促进宝宝肠道内正常菌群的建立。许多生物活性成分还有助于早产宝宝胃肠功能的成熟，促进大脑发育。

4. 增进亲子交流

通过袋鼠式护理进行皮肤接触、实施母乳喂养，可以稳定早产宝宝的生命体征，促进母婴之间的亲子互动，有利于宝宝的身心健康。

5. 减少低体温

在哺乳过程中母亲和宝宝的皮肤接触可降低早产儿发生低体温和寒冷损伤的风险。

6. 安全、经济、环保

母乳喂养的早产宝宝患病率低、住院时间短，减少家庭医疗支出和社会经济压力。母乳喂养还可避免人工喂养带来的产品安全隐患、资源消耗、废物污染等问题。

神奇的初乳——早产儿不容错过

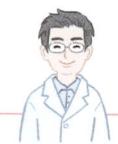

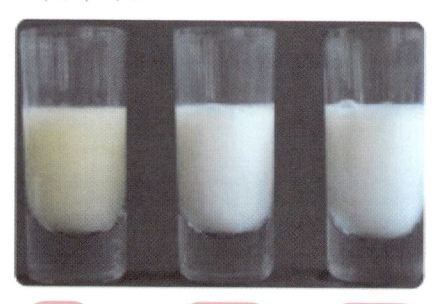

初乳　　过渡乳　　成熟乳

- 初乳是分娩后最初几天母体乳腺上皮细胞紧密连接蛋白开放时分泌的乳汁，色黄、量少、浓稠，富含多种细胞因子、免疫因子等，具有高效的抗感染和免疫调节作用。
- 母亲孕周越短，初乳中保护性因子的含量就越高。初乳是妈妈给宝宝最珍贵的礼物，被称为出生后的第一剂"疫苗"。

- **对于极不成熟的早产宝宝**

由于出生后早期只能进行管饲和胃肠外营养，可以采用初乳口腔护理的方法，促进宝宝体内健康微生态环境的建立，有助于宝宝免疫力的提升。

具体做法是：将少量初乳涂抹于宝宝的口腔黏膜。

- **对于母婴同室的早产儿和母亲**

做到"三早"，即早接触、早吸吮、早开奶。每天哺乳达到8～12次及以上，以保证宝宝的营养摄入，预防低血糖。同时，通过宝宝的频繁吸吮，促进母亲初乳的分泌。

- **对于母婴分离的早产儿母亲**

在分娩后尽早（最好在产后1小时内）开始挤奶或吸乳，每天8～10次，尽量排空乳房，双侧交替进行。吸出的新鲜初乳及时送到新生儿病房。

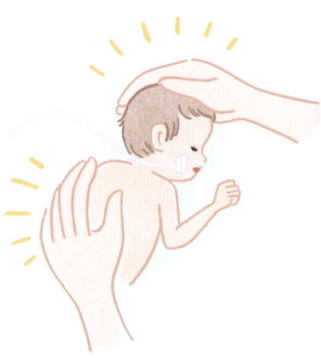

袋鼠式护理——给早产儿的珍贵礼物

- 袋鼠式护理是指早产儿在出生后早期与母亲进行持续性的皮肤接触,是一种安全、简便、有效的护理方式。

袋鼠式护理的好处

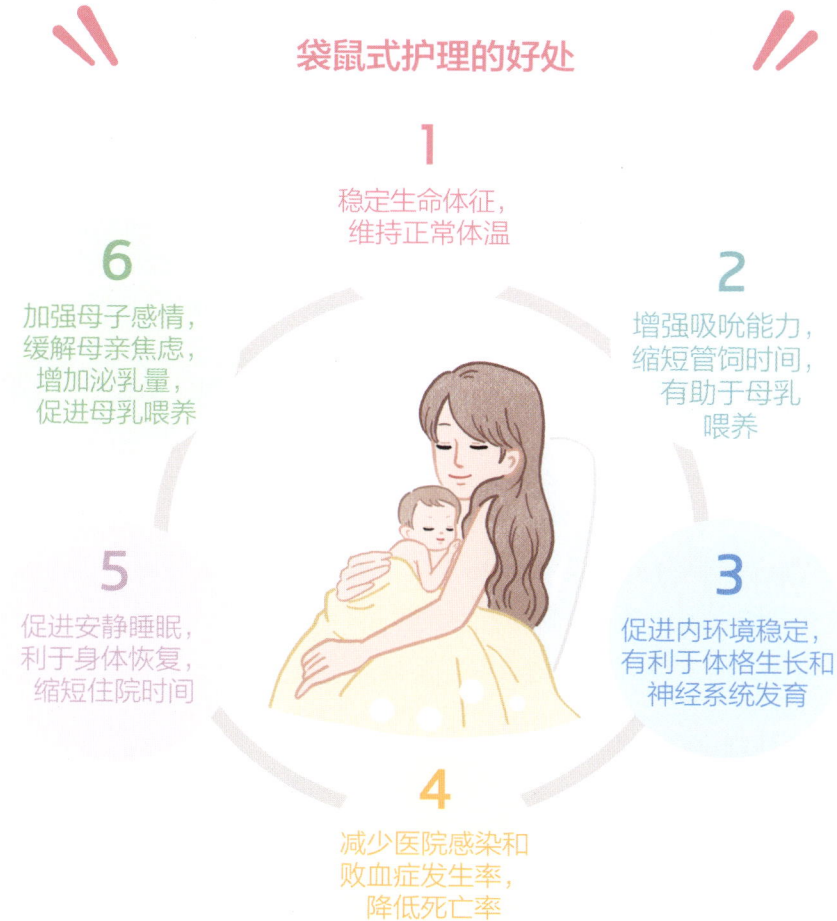

1. 稳定生命体征,维持正常体温

2. 增强吸吮能力,缩短管饲时间,有助于母乳喂养

3. 促进内环境稳定,有利于体格生长和神经系统发育

4. 减少医院感染和败血症发生率,降低死亡率

5. 促进安静睡眠,利于身体恢复,缩短住院时间

6. 加强母子感情,缓解母亲焦虑,增加泌乳量,促进母乳喂养

袋鼠式护理的方法

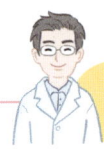

1. 母亲采取舒适半卧位，宝宝仅穿尿裤（新生儿戴帽子），其他部位裸露。
2. 宝宝头部位于母亲两乳之间，偏向一侧，处于微仰伸状，保证呼吸道通畅。
3. 宝宝四肢屈曲，身体与母亲胸腹肌肤紧贴，保证最大面积的皮肤接触。
4. 根据环境温度，可在宝宝背部加盖薄被或大毛巾保暖。
5. 如果宝宝有觅食迹象，可让宝宝练习含接乳头和吸吮，协助母婴进行母乳喂养。

注意事项

- 实施袋鼠式护理前，母亲要做好个人卫生，更衣，穿开衫。
- 护理前母亲洗净双手、清空膀胱，给宝宝换上干净尿裤。
- 护理中母亲需注意观察宝宝的呼吸、面色和体位变化，一定要抱好宝宝，防止坠落。
- 保持环境安静，温度和湿度适宜。

早产儿如何进行母乳强化

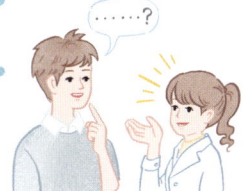

- 母乳强化剂是针对早产儿母亲母乳中营养成分的动态变化和不足，根据早产儿特殊的需求而设计的营养补充剂。在吸出的母乳中加入母乳强化剂可提高部分营养素的含量及能量密度，以满足早产儿早期快速生长的需求。

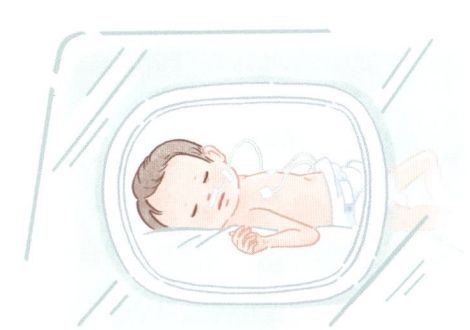

使用对象

- 出生体重<1800克的早产儿。
- 生长发育迟缓、尚未完成追赶生长的早产儿。
- 因疾病限制液体入量的早产儿。

需进行个体化评估后，在医生指导及监测下使用。

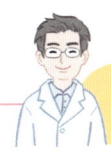

使用方法

- 母乳强化剂用量需遵医嘱。
- 母乳强化剂必须加入母乳中使用。
- 添加母乳强化剂后会使母乳渗透压升高，应按说明比例配制，现配现用。
- 在医院内使用应遵循无菌操作原则，在家庭中添加应遵循清洁操作原则。
- 喂奶前需充分溶解、混匀。
- 强化母乳喂养的持续时间需经医生评估后，根据早产儿的生长状况而定。

早产儿如何过渡到直接哺乳

可直接哺乳的早产儿

- 胎龄34周以上,吸吮-吞咽-呼吸功能协调的早产儿。

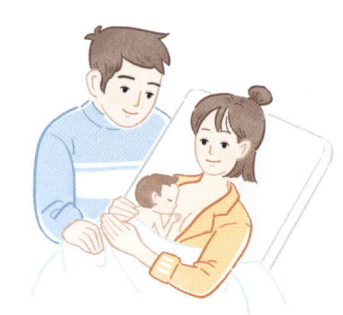

住院期间

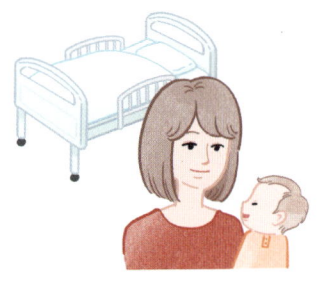

- 鼓励母亲尽早挤奶(吸乳)、送奶。
- 鼓励父母进入新生儿病房进行袋鼠式护理和家庭参与式护理。
- 对吸吮-吞咽-呼吸功能不协调的早产儿,可进行非营养性吸吮和经口喂养训练。
- 早产儿的吸吮力增强后,可开始使用早产过渡奶嘴,帮助过渡到母亲直接哺乳。

出院后

- 直接哺乳对母婴双方都有益,可使宝宝学会吃奶的本领,还可增加母亲乳汁的分泌。宝宝出院后要尽快完成从奶瓶喂养到直接哺乳的转变,母亲的信心以及家人的支持非常重要。
- 直接哺乳时如果宝宝每次吃奶时间短,可增加哺乳次数,喂奶间隔时间不超过3小时,以保证宝宝有足够的奶量摄入。
- 对于吸吮力较弱的宝宝,母亲要学会察觉其觅乳迹象,首选直接哺乳,使其频繁吸吮乳头;无法直接哺乳时,可使用过渡奶嘴用奶瓶喂养,逐渐过渡到完全直接哺乳。

早产儿直接哺乳要注意什么

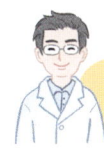

哺乳姿势

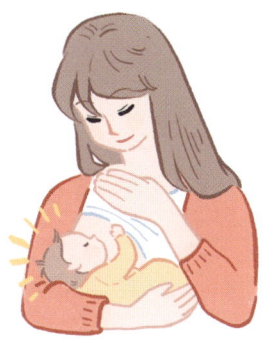

- 早产儿颈部肌肉较弱,传统的摇篮式哺乳易使早产儿头部前倾或后仰,难以维持含接状态。
建议使用**橄榄球式或交叉式的哺乳姿势**。

含接姿势

- 早产儿的正确含接姿势与足月儿相同。
- 早产儿的吸吮能力较弱,吸吮持续时间较短,吸吮-吞咽-呼吸的协调性尚不完善,容易从乳头上滑落。因此,母亲需要有足够的耐心,让其多吸吮、多练习,反复含接。
- 必要时,可使用手掌和中指、无名指、小指托住乳房,将示指和拇指放在乳头前方支撑早产儿的下颌和两颊,帮助早产儿维持含接状态。

母乳，爱从这里开始

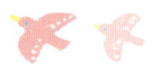

有一份礼物总是由女人赠予，

它的名字叫"母乳"……

在每个人的生命旅途中，

它是第一个加油站，

它播种的第一颗种子是爱，

并不断地将爱汇聚为一条多彩长河，

悄无声息地灌溉着，

生命在每个季节所绽放的花朵……

——徐国静，《有一笔资产——母乳新发现》

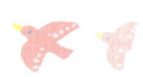